Kokoswasser

Das Natürliche Elixier des Lebens

von

Michael Iatroudakis

Bibliografische Informationen der Deutschen Nationalbibliothek: Die Deutsche Nationalbibliothek verzeichnet diese
Publikation in der Deutschen Nationalbibliografie; de-
taillierte bibliografische Daten sind im Internet über
dnb.d-nb.de abrufbar.

ISBN-13: 978-1508951483
ISBN-10: 1508951489

Inhaltsverzeichnis:

Einleitung 5

Die Kokosnuss 8

Die Zusammensetzung von Kokoswasser 11

-Magnesium 12

-Calcium 13

-Zink 14

-Selen 15

-Jod 16

-Schwefel 16

-Mangan 17

-Molybdän 18

-Bor 19

-Fett und Zucker 19

Rezept Nr. 1 **20**

Ein Überblick über die Wirkung   21
von Kokoswasser

Kokoswasser bei körperlichen   23
Betätigung / Sport

Rezept Nr. 2   **25**

Kokoswasser, das Elektrolytenwunder   26
(Allgemein)

Kokoswasser und Verdauung   31

Kokoswasser und Herzkreislauf-   32
erkrankungen

Rezept Nr. 3   **34**

Kokoswasser und Diabetes   35

Anti- Aging mit Kokoswasser   36

Kokoswasser und Krebs   38

Rezept Nr. 4   **40**

Kokoswasser und Schwangere   41

Mit Kokoswasser entgiften   43

Bluthochdruck   45

Rezept Nr. 5   **48**

Schlaganfall   49

Lunge   50

Nachwort   51

Bezugsquelle   53

Quellen   54

Über den Autor   55

Ich gebe Ihnen eine Garantie   60

Bitte um ein Feedback   61

Rechtliches   62

Haftungsausschluss/Disclaimer   63

Einleitung

Kokoswasser erfreut sich nicht nur bei Promis größter Beliebtheit und ist bei weitem nicht nur ein medienpräsentes Modegetränk. Gesundheitsbewusste Menschen setzen auf dieses Naturgetränk, weil sie die positive Wirkung für sich nutzen wollen und weil es etwas Gesundes ist, das keine Überwindung kostet, es zu sich zu nehmen. Warum auch medientechnisch gerade so ein Hype um diese Flüssigkeit gemacht wird, werden wir wohl nicht klar definieren können. Madonna zumindest schwört auf Kokoswasser, was aber zu einem kleinen Teil auch daran liegen kann, dass sie ihr Geld in einen Hersteller investiert hat. Wenn diese Frau uns weis machen wollte, sie sieht deshalb so gut aus, weil sie schon ihr Leben lang Kokoswasser trinkt, wäre es nur schwer zu glauben. Schließlich hat sie auch schon gezeigt, wie hart sie für die Figur die sie herumzeigt, trainiert und dass sie weitaus mehr Entbehrungen auf sich nimmt, als Kokoswasser zu trinken. Trotzdem sollte das Thema Kokoswasser nicht als Medienkampagne oder Madonnas persönlicher Werbegag abgehakt werden.

Es lohnt sich einen Blick auf Inhaltsstoffe, Wirkweisen und Bezugsquellen zu werfen. Und genau das wollen wir tun. Wir widmen uns diesem Thema unter dem Gesichtspunkt: Natürlich leben, gesund bleiben und Vitalität erhalten oder erlangen. Unter diesen

Aspekten hat Kokoswasser weitaus mehr Informationen zu bieten, als wenn wir umfangreich darüber berichten würden, wer wann wie viel Kokoswasser trinkt und wie sich das auf Befinden und Aussehen auswirkt.

Gewonnen wird diese Flüssigkeit aus unreifen Kokosnüssen. Geschmacklich ist es jetzt nicht unbedingt megalecker, aber auch nicht unangenehm und es gibt auch Produkte mit dem Zusatz von Maracuja, Ananas oder anderen Geschmacksrichtungen. Mit nur wenigen Kalorien liefert Kokoswasser wichtige Vitamine, Mineralien und Eiweiß. Somit passt es auch zur Low Carb Ernährung oder zum intermittierenden Fasten. Allein es als Diätwunder zu betrachten, ist jedoch falsch. Sportler schwören auf Kokoswasser als Energiequell, wobei es da nicht um energiespendende Kalorien geht, sondern mehr um vitalisierende Wirkungen. Und die können Personen, die eine Diät machen gut gebrauchen, um sich auch mal zu sportlichen Aktivitäten aufzuraffen oder im Alltag ihre Leistungen zu bringen, auch wenn weniger Kalorien aufgenommen werden. Somit macht es Sinn, Kokoswasser unterstützend anzuwenden, wenn eine Diät gemacht wird. Schlank machende Inhaltsstoffe hat das Gesöff nämlich nicht unbedingt. Die Stoffwechselanregung kann aber trotzdem eine Diät unterstützen.

In Deutschland ist es uns leider nicht möglich, unreife

Kokosnüsse einfach so zu ernten und die unabhängige Gesundheitsberatung weist auch auf ökologische Aspekte in Bezug auf Kokoswasser hin. Beim Einkauf sollte also auch auf die Herkunft des Getränks geachtet werden. Fair Trade schlägt sich nicht immer nur im Preis nieder. So gibt es Kokoswasser auch für unter drei Euro. Empfehlenswert sind Produkte aus dem Bioladen oder Bio-Abteilung in den Supermärkten. Diese kosten zwar etwas mehr, garantieren aber dafür, dass das natürliche Kokoswasser nicht durch Qualitätsverlust in seiner Wirkung eingeschränkt ist. Namhafte Naturkostläden wie Alnatura bieten Kokoswasser zu durchaus akzeptablen Preisen an. An den langen Transportwegen ändern natürlich auch Biosiegel nichts, aber bestimmte Siegel versichern zumindest, dass bei den Produzenten ein Mindestgeld abgegeben wird.

Werfen wir also im Folgenden einen Blick auf Herkunft, Zusammensetzung und Wirkung von Kokoswasser, damit wir beim Genuss des trüben Getränks klar sehen.

Ich wünsche Ihnen eine Menge Inspiration.

Ihr
Michael Iatroudakis

Die Kokosnuss

Kinder lieben das Lied: Wo ist die Kokosnuss... Wir fragen zuerst: Wo kommt die Kokosnuss her? Sie wächst an der Kokospalme. Kokospalmen gedeihen in den tropischen Gegenden und sind vor allem in Küstennähe zu finden. Kaum Jemand kann sich eine tropische Insel ohne Kokospalme vorstellen und Reiseführer locken mit „Urlaub unter Palmen", wobei vor allem die Kokospalmen auf den Hochglanzfotos zu sehen sind.

Dass die Kokospalmen in Küstennähe und auf Inseln wachsen, zeigt wie robust sie sind. Nicht viele Pflanzen vertragen diesen Wind, das Salzwasser und können mit den Bedingungen des Bodens so gut gedeihen wie die Kokospalmen. Das Meer hilft sogar bei der Verbreitung. Die Kokosnuss, die gleichzeitig der Samen der Kokospalme ist, wird übers Meer schwimmend an anderen Küsten angeschwemmt und kann dort wachsen, neue Früchte hervorbringen und sich ebenfalls schwimmenderweise weitervermehren.

Von der Palme lassen sich vor allem die jungen Triebe auch wie Gemüse verzehren. In den Tropen gilt die Kokospalme als Baum des Lebens, weil sie komplett verwertbar ist und den Menschen dort hilft, zu leben und zu überleben. Dabei spielt nicht nur die Nahrung eine Rolle, sondern auch Holz zum Bauen von Häusern und Möbeln und die Blätter ersetzen die bei uns üblichen Dachziegel und werden für das Abdecken der Häuser verwendet, oder zu Besen, Bürsten, Sonnendächern und Körben weiter verarbeitet.

Der Baum bildet monatlich ein neues Blatt und die alten Blätter fallen von allein herunter, wenn der Baum mehr als 20 bis 30 Palmblätter hat. Im Normalfall wird die Palme also nicht beschnitten. Ausnahme ist, dass Jemand den sogenannten Millionärssalat aus dem Palmherz essen möchte. Die Ernte dieses Vegetationspunktes bedeutet den Tod für die Kokospalme.

Die Fasern der Kokosnuss liefern eine gute und stabile Basis für Seile und richtig dicke Taue. Fischernetze können ebenfalls aus den Fasern hergestellt werden. Aufgrund der positiven Eigenschaften in Bezug auf Atmungsaktivität und Isolierfähigkeit werden auch Matratzen mit den Kokosfasern gefüllt. Bei uns treffen wir vor vielen Haustüren auf diese robusten Fasern. Dort liegen sie zu Fußmatten geknüpft bereit, damit die Schuhe abgeputzt werden können und kein Schmutz ins Haus getragen wird.

Zu guter Letzt wird die Schale noch zu kunstvollen Gegenständen oder Gebrauchsprodukten verarbeitet. Die Schalen werden durch Drechseln bearbeitet und liefern Trink- oder Pflanzgefäße. Auch zur Herstellung von Holzkohle oder anderen Brennmaterialien werden die Nussschalen verwendet.

Die Kokosnuss ist uns aus dem Supermarkt bekannt und führt oft ein stiefmütterliches Dasein in der Obst- und Gemüseabteilung, weil es so beschwerlich ist die Nuss zu öffnen und an das Fruchtfleisch und die Kokosmilch zu kommen. So wie die Nuss dort präsentiert wird, ist sie um ein ganz schönes Stück kleiner als ursprünglich, weil die dicke Faserhülle dann schon nicht mehr vorhanden ist.

Unreife Kokosnüsse enthalten zu dem Fruchtfleisch und der Kokosmilch noch das Kokoswasser - bis zu einem halben Liter pro Kokosnuss. Diese unreifen Kokosnüsse werden „jelly nuts" genannt, weil auch ein süßliches Gelee in der Kokosnuss ist. Zum Trinken wird die Nuss mit einer Machete geköpft wie ein Ei. Später können die Schalen dann geteilt werden und man gelangt an das schmackhafte Gelee.

Die Kokospalme ist also ein Rohstoff mit einer hohen Ausbeute und 100 % natürlich dazu. Kein Wunder also, dass Kokos in vielen Bereichen von Kosmetik über Lebensmitteln zu einem begehrten Basismaterial geworden ist.

Die Zusammensetzung von Kokoswasser

Auf den pazifischen Inseln ist Kokoswasser ein typisches Lebensmittel. Es wird dort auch gern Kokossaft genannt und weist aus chemischer Sicht eine nahezu einzigartige Zusammensetzung auf. Die Einheimischen auf den pazifischen Inseln wissen um Gesundheit und Wirkung des Getränks und Babys bekommen als erste Nahrung nachdem die Mutter sie abgestillt hat, Kokoswasser und Kokosgelee.

Die Inhaltsstoffe sind vielfältig und reichen von Nährstoffen und Mineralien bis hin zu Vitaminen und Antioxidantien. Konkret aufgelistet befinden sich folgende Bestandteile in Kokoswasser

- Antioxidantien
- Aminosäuren
- Enzyme
- Mineralstoffe
- Nährstoffe
- sekundäre Pflanzenstoffe
- Vitamine
- Wachstumsfaktoren

Die Mineralstoffe werden aus dem Salzwasser absorbiert. Kokospalmen wachsen bevorzugt in Küstennähe und saugen das mineralstoffreiche Wasser des Meeres auf. Gespeichert werden die Mineralstoffe in den Kokosnüssen und diese liefern es uns durch das Kokoswasser. Zu den Mineralstoffen zählen Magnesium, Calcium und Kalium. Ein viertel Liter Kokoswasser liefert mehr Kalium als eine Banane und die Banane gilt schon als Superkaliumlieferant.

Magnesium

Für den Körper ist Magnesium ein hochwichtiges Mineral. Es aktiviert zahlreiche Enzyme, die am Stoffwechsel beteiligt sind und hat eine stärkende Wirkung auf Knochenmineralisation, Zähne, Herz und Nerven. Für die Muskeln ist Magnesium ebenfalls sehr wichtig. Fehlt Magnesium, werden die Muskeln nicht ausreichend mit Energie versorgt und es kommt zu Krämpfen. Das kennen wir von Wadenkrämpfen nach großen sportlichen Belastungen. Eine Kautablette Magnesium hilft da schnell. Die Blutgerinnung wird durch Magnesium gehemmt, was Thrombosen verhindert und die Durchblutung erleichtert und fördert.

Bei einem Magnesiummangel zeigen sich Symptome wie brüchige Fingernägel, Krämpfe, Herzbeschwerden, Kopfschmerzen oder Schlafstörungen. Die Funktion von Muskeln und Nerven ist gestört und der Fettstoffwechsel leidet, weil Magnesium auch hier wichtige Funktionen übernimmt.

Calcium

Bei Calcium denken wir natürlich zuerst an Knochen und Zähne. Und in der Tat werden Calciumpräparate als medikamentöse Behandlung bei Osteoporose und auch zur Prophylaxe eingesetzt, weil sich das Element in Knochen ablagert und Knochen stärkt. Doch auch Schwangere haben einen erhöhten Calciumbedarf und sollten auch in der Stillzeit noch auf ausreichende Zufuhr dieses Minerals achten. Kinder in der Wachstumsphase weisen ebenfalls einen erhöhten Bedarf an Calcium auf. In Bezug auf Rachitis wird Calcium ebenfalls prophylaktisch angewendet.

Allergiker wissen Calcium zu schätzen, wenn die Linderung der Symptome nach Einnahme von Calcium einsetzt.

Früher war es verbreitet, Calcium bei Magenübersäuerung einzunehmen. Hier kommt das Mineral nur noch selten zur Anwendung, kann aber bei bestimmten Ursachen durchaus helfen, die Magensäure zu neutralisieren.

Calcium wirkt vor allem auf die Reizleitungen der Nerven. Ein Mangel an Calcium wirkt sich in Krämpfen aus, die durch eine erhöhte Erregbarkeit der Muskeln und Nerven zurückzuführen sind. Die Zellwände werden durch Calcium gestärkt und der

Stoffaustausch in den Zellen positiv beeinflusst, was vor allem für Allergiker interessant ist, weil der Stoffaustausch für die allergischen Reaktionen eine große Rolle spielt.

Auf Kalium und Natrium gehen wir später noch ein. Neben den Mineralien bilden die Spurenelemente eine weitere Gruppe wichtiger Inhaltsstoffe. Zu ihnen zählen Jod, Zink, Schwefel, Selen, Molybdän, Bor, Mangan und andere. Sie werden aus dem Meerwasser aber auch aus vulkanischem Boden gewonnen. Die meisten Spurenelemente und Mineralien sind als Elektrolyte im Kokoswasser zu finden.

Der Körper kann diese somit sehr gut resorbieren. Zwar liegen die wichtigsten gesundheitsfördernden Wirkungen bei den Mineralien, trotzdem werfen wir kurz einen Blick auf die einzelnen Spurenelemente.

Zink

Zink gilt als lebensnotwendiges Spurenelement (Platz 2 nach Eisen). Der Bedarf kann in der Regel durch die Nahrung gedeckt werden. Im Körper übernimmt Zink viele Aufgaben. Es wirkt positiv auf Augen, Haut, Immunsystem und Stoffwechsel. Ein Mangel zeigt sich durch Infektanfälligkeit, unreiner Haut oder Haarausfall. Der Mangel sollte möglichst mit zinkhaltigen Lebensmitteln ausgeglichen werden, weil die

Einnahme von Zinkpräparaten in Überdosis auch zu Vergiftungserscheinungen führen kann.

Selen

Das Halbmetall Selen kommt in der Natur nur selten vor und ist meist mit Schwefel zusammen zu finden. Wie Zink ist auch Selen lebensnotwendig und muss über die Nahrung oder entsprechende Ergänzungsstoffe zugeführt werden, weil es enorm wichtig ist für den Schilddrüsenstoffwechsel und das Immunsystem. Außerdem schützt Selen vor den freien Radikalen und somit vor Zellschädigungen und bindet giftige Schwermetalle, denen wir auch durch verschiedene Einflüsse ausgesetzt sind.

In der Nahrung ist Selen vor allem im Fisch und in Meeresfrüchten zu finden. Auch Fleisch und Innereien sind gute Lieferanten ebenso wie Milch oder Gemüse. Weil Selen insgesamt nicht so reichlich vorkommt sind zu hohe Werte von Selen im Körper nur selten zu befürchten.

Wer jedoch Magen Darm Beschwerden hat und bemerkt, dass Haut, Haare und Nerven gelitten haben, sollte seinen Selenstatus überprüfen lassen. Ein Mangel ist fast nur zu bemerken, wenn zeitgleich auch ein Vitaminmangel vorliegt.

Jod

In Jod liefert das Kokoswasser uns ein antiseptisches Mittel. Fast jeder erinnert sich an brennende Schmerzen beim Desinfizieren von kleineren Schürfwunden und dass immer dann auch Jod im Spiel war. Als Spurenelement ist Jod für den Körper unentbehrlich. Als Bestandteil der Schilddrüsenhormone spielt Jod eine große Rolle bei Stoffwechselprozessen im Energiestoffwechsel, in der Knochenbildung, des Wachstums und im Wesentlichen auch bei der Entwicklung des Gehirns. Nur ein Fünftel des aufgenommenen Jods wird nicht von der Schilddrüse umgesetzt.

Die antiseptische Wirkung von Jod bezieht sich auf Keime wie Pilze und Bakterien. Mit der Aufnahme von Kokoswasser wird das Immunsystem gestärkt und nimmt den Kampf gegen Keime von innen auf.

Schwefel

Schwefel wird nicht im menschlichen Organismus hergestellt, sondern muss immer von außen zugeführt werden. Es ist ein essenzieller Bestandteil, den der Körper braucht. In der Natur kommt reiner Schwefel kaum vor. Wenn doch, dann meistens in Verbindung mit anderen Stoffen wie dem vorhin bereits erwähnten Selen, Wasser- oder Sauerstoff. Aufgenommen wird Schwefel in der Regel durch eiweißreiche Kost.

Für unseren Organismus ist Schwefel vor allem im Hinblick auf Enzyme, Haare und Haut, Vitamine B1 und B7 wichtig. Aber auch für bestimmte Aminosäuren und das Hormon Insulin.

Lebensmittel die Schwefel enthalten zeichnen sich meistens durch einen besonderen Geruch aus. Vor allem die wenigen Pflanzen die Schwefellieferanten sind, plagen die Nase mit den Allicin-lastigen Gerüchen von Bärlauch, Zwiebeln und Knoblauch. Andere Schwefelverbindungen sind in Senf und Raps zu finden. Auch hier erkennt die Nase schon den Schwefelgehalt.

Den Bedarf an Schwefel kann der Körper ohne künstliche Ergänzungsmittel gut abdecken, wenn man einigermaßen auf eine ausgewogene Ernährung achtet.

Mangan

Auch Mangan zählt zu den essenziellen Spurenelementen und sollte unbedingt in ausreichendem Maß aufgenommen werden. Dieses Spurenelement wirkt vor allem auf Knochen und Organe. Selbst bei einer normalen Ernährung ohne großen Schwerpunkt auf

Gesundheit zu legen, ist eine Unterversorgung an Mangan kaum möglich. Eine Überversorgung - sprich Vergiftung - ist nur durch direkten Kontakt mit der Haut oder durch Inhalation von Mangan möglich und spielt lediglich in der Arbeitsmedizin eine Rolle.

Mangan zählt zu den Schwermetallen, entsprechend ist es wichtig, Selen zu sich zu nehmen, um Mangan auch wieder zu binden. In der Industrie wird Mangan als Rostschutz verwendet. Als solcher kann Mangan auch in unserem Körper gesehen werden. Es schützt vor Alterung und Verschleiß, baut Bindegewebe auf und produziert körpereigene Fettsäuren und Proteine.

Molybdän

Molybdän wird zwar zu den essenziellen Spurenelementen gezählt, eine Empfehlung über den Tagesbedarf wird jedoch bislang nicht gegeben. Es wird davon ausgegangen, dass eine Mangelerscheinung nicht auftreten kann, wenn ein Mensch sich normal ernährt und dass es zu Überdosierungen quasi nicht kommen kann.

Das Schwermetall Molybdän ist für Nieren, Knochen und Leber sehr wichtig und in diesen Organen auch am höchsten konzentriert zu finden. Als Enzymbestandteil ist Molybdän an der Bildung von Harnsäure und am Leberstoffwechsel beteiligt. Eine bakteriostatische Wirkung wird angenommen. Das würde bedeuten, dass Molybdän Bakterien im Wachstum hemmt.

Bor

Bei Bor ist man sich noch nicht ganz sicher, ob es zu den essenziellen Spurenelementen zählt und wie wertvoll dieses Element für den Körper tatsächlich ist. Alle Informationen sind bisher rein spekulativ und noch nicht wissenschaftlich gesichert. Auch eine empfohlene Tagesmenge gibt es bisher nicht. Fest steht aber, dass der Körper Bor als Borsäure enthält und diese in höheren Konzentrationen in Fingernägeln, Zähnen, Haaren und Knochen zu finden ist.

Erste Untersuchungen lassen vermuten, dass Bor für den Gehirnstoffwechsel benötigt wird. Fundierte Ergebnisse gibt es dazu aber bislang nicht.

Fett und Zucker

Beides ist im Kokoswasser so gut wie nicht zu finden. Fett noch weniger wie Zucker. Beeindruckend am Kokoswasser ist, dass es trotz der geringen Zuckermenge eine angenehme Süße im Geschmack mitbringt.

1 Rezept: Powerfrühstück
(1 Portion)

Zutaten:

- 1 Apfel (geschnitten)

- 1 reife Banane (geschnitten)

- 1/2 Mango (geschnitten)

- 200 ml Kokoswasser

- 1 Handvoll Nüsse (Option: Nuss Mix)

- 1 Handvoll Cranberries (nicht gezuckert)

- 1 EL Kokosraspeln

- 2 TL Bio Honig

- 1 Prise Bio-Zimt

Zubereitung:

Alles in eine Schale geben und dann genießen…

Ein Überblick über die Wirkung von Kokoswasser

Vor allem auf den pazifischen Inseln ist die Meinung, dass Kokoswasser eine Wundermedizin ist weit verbreitet und uralt. Präventiv wird Kokoswasser zur Stärkung des Immunsystems und für ein besseres Wohlbefinden eingesetzt. In der Linderung von Symptomen ist die Zahl der Krankheitsbilder groß. An erster Stelle steht Dehydration. Das ist vor allem durch die Elektrolyte bedingt. Auch Temperaturregelung, Furunkel, Verdauungsstörungen, Unfruchtbarkeit, Harnwegsinfekte und Nierensteine stehen auf der Liste. Bei Fehlernährung reguliert Kokoswasser mit seinen vielen Inhaltsstoffen schnell und effektiv die Defizite. Und überhaupt ist Kokoswasser immer an der Behandlung von Patienten beteiligt, weil es jahrhundertelange positive Erfahrungen damit gibt, die nun scheinbar auch von der Schulmedizin bestätigt werden.

Die Forschung ist aktuell mit der Bedeutung von Kokoswasser befasst und untersucht vor allem die Wirkung in Bezug auf Dehydration und Überhitzung des Körpers. Beides sind in den tropischen Gegenden sozusagen Alltagsprobleme. Was die Bewohner der pazifischen Inseln instinktiv richtig machen, wird nun durch die Wissenschaft bestätigt. Der Nährstoffgehalt von Kokoswasser behebt die typischen Symptome bei

Dehydration und Hyperthermie wesentlich zeitnaher, weil Flüssigkeit und Nährstoffe schneller vom Blut absorbiert werden, als bei anderen Getränken.

Schon in den zwanziger Jahren konnte erstmals nachgewiesen werden, dass Kokoswasser bei Dehydrierung rasch wirkt. Es wurde damals für die Behandlung von Ruhr, Cholera, Grippe und anderen Infektionen die ein Austrocknen des Körpers mit sich bringen, angewendet. Bei Cholera, wo die Sterberate vor allem in den armen Ländern relativ hoch ist, konnte diese durch Gabe von Kokoswasser extrem minimiert werden.

Ein philippinischer Urologe (Dr. Eugenio Macalalag) hat festgestellt, dass Nierensteine unter Kokoswasser zurück gehen.

Kokoswasser bei körperlichen Betätigung / Sport

Kokoswasser bietet sich als Sportgetränk an. Chemische Analysen haben bestätigt, dass der Gehalt von Kokoswasser ohne weiteres mit den marktüblichen Sportgetränken mithalten kann. Statt isotonischem Kunstgetränk kann also durchaus ein „Natural Gatorade" konsumiert werden. Natural Gatorade wird Kokoswasser in Jamaika genannt.

Eine US-Chemikerin hat auf einer Tagung bestätigt, dass bei normaler sportlicher Betätigung durch Kokoswasser die Elektrolyte und die Flüssigkeit wieder nachgetankt werden. Allenfalls bei extremen Schwitzen ist es erforderlich auf ein Natriumreicheres Getränk zurückzugreifen. In Bezug auf Kalium ist Kokoswasser durch kein isotonisches Sportgetränk zu toppen. Der Gehalt ist um ein fünffaches höher im Kokoswasser und hilft dem moderat Trainierenden nach sportlicher Betätigung schnell, lästige Krämpfe wieder los zu werden. Hochleistungssportler müssen bedenken, dass zu viel Kalium einem enorm beanspruchten Herz nicht gut tut. Wer also extreme sportliche Leistungen erbringt, sollte nur geringe Mengen Kokoswasser zu sich nehmen. Es können aber Saftschorlen mit Kokoswasser gemixt werden. Das Kokoswasser mit Natriumreichen Mineralwasser zu strecken wäre auch eine Lösung.

Prominente zeigen sich gern beim Training oder auf dem Weg dorthin oder zurück. Immer häufiger sind Tetrapacks mit Kokoswasser die ständigen Begleiter von Madonna und Co. Flüssige Bodyguards sozusagen. Und dass das Kokoswasser den Stars und Sternchen nicht schadet, ist ihnen anzusehen. Daher greifen auch in Deutschland immer mehr Sportler zu dem exotischen Isodrink aus der Natur und fahren ganz gut damit. Vor allem auch die, die sich ketogen ernähren oder sogar Intermittierendes Fasten praktizieren. Nach dem Training werden wichtige Mineralien und Spurenelemente in Form von Elektrolyten geliefert. Und gut schmeckts auch noch - was will man mehr?

Die Vorteile von Kokoswasser sind vielfältig. Der größte Vorteil ist der, dass das Produkt rein natürlich ist und ohne chemische Zusätze auskommt, dabei jedoch zumindest im moderaten Sportbetrieb gleiches oder gar mehr leistet, als industriell hergestellte Isodrinks. Bekömmlichkeit und die gesunden Wirkungen, auf die vorhin schon eingegangen wurden, kommen hinzu. Proteine aus dem Kokoswasser werden vom Blut besonders schnell absorbiert und kommen gerade dem gewünschten Effekt, weswegen viele Menschen Sport treiben, zugute - den Muskeln. Bänder, Sehnen und Knochen werden positiv beeinflusst und stabilisiert, ja sogar vitalisiert. Die Verletzlichkeit wird somit reduziert und Sportler können sich sorgenfreier belasten.

2 Rezept: Exotischer Smoothie
(1-2 Portionen)

Zutaten:

- 1/2 Ananas

- 1 ganze Papaya

- 250 g Bio Kefir

- 200 ml Kokoswasser

- 1 Esslöffel Bio Honig

- 1 Handvoll Sonnenblumenkerne

- Optional: Eiswürfel (Handvoll)

Zubereitung:

Alles in einen Mixer geben und genießen…

Kokoswasser, das Elektrolytenwunder (Allgemein)

Elektrolyte assoziiert der ein oder andere vielleicht mit einer Infusion. Dabei sind Elektrolyte gar nicht so medizinisch wie sie klingen. Jeder nimmt sie täglich zu sich. Grob definiert können Elektrolyte als ionisierte Stoffe beschrieben werden. Dabei wird zwischen gelösten, starken und schwachen Elektrolyten unterschieden. Basen, Salze oder Säuren sind die wichtigsten Elektrolyte. In Flüssigkeiten sind immer Elektrolyte enthalten. Speziell im Kokoswasser sind vor allem Mineralien wie Natrium, Kalium und Magnesium die elektrolyten Verbindungen. Den genauen Gehalt an den einzelnen Bestandteilen im Kokoswasser zeigen die Diagramme, wobei im ersten Diagramm die Hauptbestandteile berücksichtigt sind und im zweiten auch andere Inhaltsstoffe.

Die Mengen beziehen sich auf 100 g Kokoswasser und beruhen auf Aussagen des Nährwertrechners im Internet (siehe Quellenangabe). Wer meint, dass gerade bei Kalium ein noch höherer Gehalt vorhanden ist, sollte prüfen ob ihm tatsächlich die Zahlen für Kokoswasser oder Kokosmilch vorliegen. Die Werte unterscheiden sich hier zum Teil erheblich und weichen auch jeweils deutlich von den Werten auf die ganze Kokosnuss bezogen ab.

Natrium und Kalium gelten als Gegenspieler. Während Kalium im Zellinneren vorkommt, wirkt Natrium von außen auf die Zelle. Die positive Wirkung wird erst durch dieses Zusammenspiel erreicht. Beide Mineralien werden im Allgemeinen ausreichend durch die Nahrung zugeführt. Sollte doch einmal der Bedarf an Nahrungsergänzung in Bezug auf Kalium und Natrium bestehen, empfehlen sich Kombipräparate. Weil ein Zuviel dieser beiden Elektrolyte für den Organismus nicht gesund ist, ist von Selbstindikationen unbedingt abzuraten. Und wieso auch zu teuren Nahrungsergänzungsmitteln greifen, wenn es doch das gute und leckere Kokoswasser gibt.

Kokoswasser und Natrium

In 100 Gramm Kokoswasser sind 47 mg Natrium enthalten. Das entspricht nicht ganz einem Zehntel des empfohlenen Tagesbedarfs.

Für unseren Körper ist Natrium unverzichtbar. Im menschlichen Körper kommt Natrium außerhalb der Zellen als positiv geladenes Teilchen vor. Wirksam ist Natrium vor allem beim Aufbau der elektrischen Spannung an Zellmembranen. Somit ist Natrium vor allem bei der Muskelarbeit und dem Herzrhythmus wichtig und leitet Nervenimpulse weiter. Die Wasserverteilung im Körper wird durch Natrium mit reguliert. Wasser wird durch Natrium gebunden und im Körper transportiert. Dass unser Körper zu einem großen Teil aus Wasser besteht, ist keine Neuigkeit. Dass wir ausgerechnet dem Natrium mit seiner wasserbindenden Eigenschaft unsere Form zu verdanken, mag dem Einen oder Anderen bis dato nicht unbedingt bewusst gewesen sein. So ist es aber. Natrium bindet da Wasser und ermöglicht so, dass sich Gewebe zu Organen zusammenfinden kann und wir beispielweise den aufrechten Gang für uns nutzen können und nicht als lebendige Pfütze über den Erdball plätschern müssen.

Der Natriumstatus im Körper hängt nicht mit der aufgenommenen Menge des Alkalimetalls zusammen, sondern mit dem Wasserhaushalt. So können größere Mengen an Natrium aufgenommen werden, wenn mehr Flüssigkeit zugeführt wird, ohne dass der Status schwankt. Kommt es zu einer erhöhten Aufnahme von Flüssigkeit ohne Aufnahme von Natrium, fallen die Werte. Im Umkehrschluss führt ein erhöhtes Ausscheiden von Flüssigkeit auch zu einem erhöhten Natriumspiegel. Es ist daher sehr wichtig auf einen möglichst stabilen Natriumspiegel zu kommen. Bei abnormen Werten besteht im schlimmsten Fall die Gefahr ins Koma zu fallen. Wobei ein gesunder Körper Schwankungen in der Regel ganz gut abfangen und relativieren kann, ohne dass wir das Gefühl haben, uns unwohl zu fühlen.

Klare Aussagen zu ihrem Natriumspiegel kann der Hausarzt machen. Er wird auch weitere Zusammen-

hänge erklären und den richtigen Rat für einen aus-
geglichenen Natriumhaushalt geben.

Kokoswasser und Kalium

In 100 g Kokoswasser sind etwa 280 mg Kalium enthalten. Wie vorhin schon erwähnt ist dies die
fünffache Menge im Vergleich zu isotonischen Sportgetränken. Das ist so lange gesund, wie der Sportler in
gesundem Maße trainiert und körperlich gesund ist.
Untrainierte aber gesunde Menschen können in der
Regel problemlos ein 330 ml Tetrapack konsumieren,
ohne Gefahr zu laufen, den Kaliumspiegel zu
erhöhen.

In unserem Körper verlangen vor allem Blut und
Körperzellen nach Kalium. Dieses Mineral wirkt auf
die Muskelsteuerung und die Herztätigkeit. Ein Mangel an Kalium äußert sich in Krämpfen und Her-
zrhythmusstörungen. Glücklicherweise kommt es selten zu Mangelerscheinungen, weil die Nahrung übli-
cherweise ausreichend Kalium liefert. Lediglich bei
Durchfall, Erbrechen oder erhöhtem Harnauss-
cheiden kann es zu einem Mangel an Kalium kommen. Den Mangel würde man an einer Störung der
Nervenreizleitung erkennen.

Diese ruft Reflexverzögerungen und Muskelschwäche
hervor. Unser Herz ist auf Kalium angewiesen, es ist
ja auch unser wichtigster Muskel. Wirkt sich ein Kali-

ummangel aufs Herz aus, kommt es Herzrasen und Stolperern im Herzschlag.

In diesem Zusammenhang sei auf den Missbrauch von Abführmitteln hingewiesen, welcher dazu führt, dass zu viele Elektrolyte ausgeschieden werden und es zu einem Kaliummangel kommen kann. Auch Ess-Brechsucht (Bulimie) kann einen Kaliummangel hervorrufen. Wer Kokoswasser trinkt, kann auf Abführmittel in der Regel komplett verzichten, weil sich Kokoswasser positiv auf den Stoffwechsel auswirkt und sehr gut bekömmlich ist.

Kokoswasser und Verdauung

Dem Kokoswasser werden stoffwechselbeschleunigende Eigenschaften zugeschrieben. Das Getränk selbst ist sehr leicht verdaulich, regt aber durch die Enzyme und Mineralien den Stoffwechsel an und stärkt die Funktionen der am Stoffwechsel beteiligten Organe. Dabei hilft Kokoswasser sowohl bei Verstopfung wie auch bei chronischen Magen-Darm Problemen und Entzündungen des Verdauungstraktes, einhergehend mit Durchfall. Die Wertigkeit von Kokoswasser in der Nährwertberechnung liegt bei 71 %.

Verschiedene Aminosäuren bewirken, dass für uns schwer verdaulicher Zucker aufgespalten wird und für uns leichter zu verdauen ist. Die Wirkung auf Bakterien sorgt dafür, dass sich nur die für uns brauchbaren Bakterien optimal vermehren und die weniger nützlichen Erreger in ihre Schranken verwiesen werden. Bruce Fife beschreibt in seinem Buch über Kokoswasser probiotische Eigenschaften dieses Lebenswassers. Das heißt die Darmflora wird optimiert, was zu einer gesunden Verdauung führt. Abführmittel können somit in der Apotheke bleiben.

Kokoswasser und Herzkreislauferkrankungen

Was bei uns die Kraft der zwei Herzen ist und industriell hergestellt aus der Apotheke kommt, ist in Jamaika das Kokoswasser und kommt aus der Natur. Herz und Kreislauf werden gestärkt, das zeigen auch erste Forschungsergebnisse. So hat Kokoswasser in Tierversuchen bewirkt, dass Arterienplaque reduziert wurde, weil das Verhältnis zwischen schlechtem und gutem Cholesterin verbessert wurde. Die Risiken von Schlaganfall und Herzinfarkt werden dadurch minimiert. Es wurde auch bereits nachgewiesen, dass die Plaqueablagerungen in den Gefäßen reduziert werden und das Risiko an Arteriosklerose zu erkranken herabgesetzt ist.

In einigen Ländern, in denen die Kokosnuss in freier Natur wächst und als Nahrungsmittel genutzt wird, ersetzt Kokoswasser blutverdünnende Medikamente. Oft zwar schon aus dem Grund, weil die Menschen sich Medikamente gar nicht leisten können. Doch der Erfolg von Kokoswasser spricht für sich. Die Thrombosegefahr wird erheblich reduziert und durch die positiveren Fließeigenschaften des Blutes sinkt der Blutdruck. Dabei sorgt dieses natürliche Getränk automatisch auch dafür, dass der Blutdruck nicht zu sehr gesenkt wird.

In unserer Wohlstandsgesellschaft ist Bluthochdruck ein großes Thema. Hypertonie löst Schlaganfälle, Herzinfarkte und koronare Herzkrankheiten aus. In der Therapie wird empfohlen Kalium und Magnesium zuzuführen, weil beiden Stoffen blutdrucksenkende Wirkungen zugeordnet werden. In Kokoswasser sind diese beiden Mineralien in guten Mengen vorhanden.

Die Ergebnisse von Studien haben auch bereits belegt, dass Kokoswasser das Risiko von Herzerkrankungen senkt. Die Amerikanische Behörde für Arzneimittelzulassungen hat den Aufdruck auf Kokoswasserverpackungen genehmigt: „Kann das Risiko von Bluthochdruck und Schlaganfall senken". In einem Rechtsstreitfreudigen Land wie den USA wird diese Genehmigung mit Sicherheit nicht leichtfertig gegeben worden sein. Und wenn die Hersteller nicht absolut sicher wären, dass ihnen in dieser Hinsicht keine Schadenersatzklagen ins Haus flattern, würden sie diese Genehmigung gar nicht nutzen und die Aufdrucke lieber weg lassen.

3. Rezept: Grüner Kokos Smoothie
(1-2 Portionen)

Zutaten:

- 2 Stangen Staudensellerie

- 2 reife Bananen

- 1/2 Birne

- 8 Erdbeeren (frisch oder tiefgefroren)

- 125 ml Kokoswasser

- 1 Esslöffel Bio-Honig

- 1 Esslöffel Kokosraspeln

Zubereitung:

Alles in einen Mixer geben. Je nach Wunschkonsistenz des Smoothies, kann man noch etwas Kokoswasser dazugeben. Guten Appetit…

Kokoswasser und Diabetes

Bluthochdruck und Diabetes kommen oft gemeinsam daher, bzw. bedingen einander. Daher verwundert es nicht sonderlich, dass Kokoswasser auch bei Diabetes positiv wirkt. Es weitet die Gefäße und verbessert die Durchblutung. Taubheit in den Füßen, Nierenbeschwerden und Sehkraftverlust sind Spätfolgen von Diabetes, denen mit einer besseren Durchblutung vorgebeugt werden kann. Ballaststoffe und Aminosäuren optimieren die Zuckerabsorption und steigern die Insulinsensitivität. Das Fehlen von Cholesterin wirkt sich positiv auf Blut und Gefäße aus.

Das Gute am Kokoswasser ist, dass der geringe Zuckergehalt es Diabetikern erlaubt, dieses Getränk zu sich zu nehmen und von den Mineralien und Spurenelementen und deren positiven Wirkungen zu profitieren. Und das, ohne dass sich der Konsum irgendwie auf das Gewicht auswirkt, was bei Diabetikern ja auch immer ein Thema ist und zusammen mit Bluthochdruck einen ewigen Kreislauf bildet.

Anti- Aging mit Kokoswasser

Natürlich ist Kokoswasser auch ein wahrer Jungbrunnen. Dafür sorgen Cytokine. Das ist eine Hormongruppe, die Wachstum, Alter und Entwicklung regulieren. Die Zellteilung wird beeinflusst und freie Radikale werden gehemmt. Das hilft Krebs vorzubeugen, sichert aber auch ein junges Aussehen, weil die Haut glatt bleibt durch die verjüngten Zellen. Selbst bei der Behandlung von Altersflecken werden dem Kokoswasser positive Effekte zugeschrieben. Auch dafür sind die Cytokine verantwortlich. Das ist übrigens auch ein Grund, warum es immer mehr Kosmetikprodukte mit Kokos oder zugesetzten Cytokinen gibt.

Kokoswasser gilt als cytokinreichstes natürliches Nahrungsmittel. Seit das entdeckt wurde, stürzen sich alle auf dieses Getränk, weil jugendliches Aussehen für viele eine große Rolle spielt. Dabei reichen die positiven Wirkungen viel weiter als nur bis zum „optischen Effekt". Der ganze Organismus wird durch Kokoswasser einer Verjüngungskur unterzogen. Zellen, Knochen, Bänder, Sehnen und die Organfunktionen werden optimiert, so dass altersbedingte Einbußen gut kompensiert werden können. Alterserkrankungen wie Bluthochdruck, Diabetes oder Osteoporose wird effektiv vorgebeugt. Dass die Knochen stabiler werden, sieht man nur nach außen hin nicht so deutlich wie die glattere Haut und das glänzende Haar.

Dass die Anti Aging Wirkung keine Erfindung der Kokoswasseranbieter ist, zeigt der Umstand, dass man das Alter der Personen, die auf den pazifischen Inseln leben selten richtig einschätzt. Sie nutzen das Kokoswasser als Lebens- und Allheilmittel, ohne über Kalium, Magnesium oder Natrium nachzudenken und werden mit einer jüngeren Ausstrahlung belohnt.

Kokoswasser und Krebs

Die Cytokine die schon für die Antiagingwirkung zuständig sind, verhindern Zellwachstumsfehler, die die Krebsbildung begünstigen. Auch hier hat Kokoswasser wieder die Sensoren für gut und schlecht - ähnlich wie bei den Bakterien. Die gesunden Zellen bleiben gesund und werden durch Kokoswasser erneuert. Fehlerhafte Zellen werden in der Ausbreitung gehemmt und die Krebsbildung unterbunden. Schon in den fünfziger Jahren haben Krebsforscher die Wirkung von Cytokinen erkannt und setzen diese zur Krebsprävention ein. Es gibt zu diesem Thema umfassende und aussagekräftige Dokumentationen. Kokoswasser ist ein Superlieferant für Cytokine und wird daher für die Krebsprävention auch empfohlen. Angriffe der freien Radikale werden erfolgreich abgewehrt.

Weil wir uns unserer Verantwortung den Lesern gegenüber bewusst sind, sei an dieser Stelle ausdrücklich davor gewarnt, sich allein auf Kokoswasser zu verlassen, wenn das eigene Krebsrisiko aufgrund genetischer Vorbelastungen erhöht ist. Kokoswasser hilft vorbeugen, kann bestehenden Krebs selbst im allerfrühesten Anfangsstadium jedoch nicht heilen. Hier hilft nur ein Arzt des Vertrauens, der entsprechende Therapien vorschlägt und durchführt. Ergänzend kann Kokoswasser hier zu sich genommen werden, schon weil die Bekömmlichkeit sich bei den Nebenwirkungen von Chemotherapien positiv auswirkt und Elektrolytverluste ausgleichen kann und ein Körper gerade unter Krebstherapien optimal mit wichtigen Nährstoffen versorgt werden muss.

4 Rezept: Kokoswasser-Eistee
(Ca. 1,5 Liter)

Zutaten:

- Grünen oder schwarzen Tee (zwei Beutel für eine Kanne)
- Früchtetee (zwei Beutel für eine Kanne)
- 250 ml Kokoswasser
- 1 Zitrone
- Eiswürfel
- 2-3 Blätter Minze
- Optional: 1 Teelöffel Honig

Zubereitung:

Teekanne(n) ziehen und abkühlen lassen. Danach das Kokoswasser und der Saft einer ganzen Zitrone hinzugeben. Optional mit Honig süßen.

Mit Eiswürfeln und Minzblätter das Eisteerezept beenden. Fertig.

Kokoswasser und Schwangere

In der Schwangerschaft kann durch den Konsum von Kokoswasser die Versorgung des ungeborenen Kindes mit den essenziellen Spurenelementen und Nährstoffen optimiert werden. Die anderen positiven Eigenschaften von Kokoswasser kommen besonders den Schwangeren zugute. Festigung von Knochen und Zähnen, Stärkung des Bindegewebes und die Unterstützung der verschiedenen Stoffwechselsysteme, sind gute Voraussetzungen Schäden an Zähnen und Haut zu vermeiden. Früher hieß es: Jedes Kind ein Zahn. An dieser Aussage war so lange etwas dran, bis Mediziner den Frauen rieten, spezielle Nährstoffe als Nahrungsergänzung zu sich zu nehmen. Und genau diese Nährstoffe sind in Kokoswasser enthalten (Calcium, Kalium, Magnesium, Eisen).

In der frühen Schwangerschaft kann die morgendliche Übelkeit und das Erbrechen mit Kokoswasser kompensiert werden. Es ist gut bekömmlich und wird im Allgemeinen von Schwangeren gut vertragen. Nach dem Erbrechen liefert es schnell Elektrolyte und Flüssigkeit. Später wenn die Schwangerschaft beschwerlicher wird, stärkt Kokoswasser die Bänder und wirkt Verstopfungen entgegen - ein Problem mit dem viele Schwangere zu kämpfen haben. Die positive Wirkung auf das Immunsystem wehrt Erreger ab und verhindert Infekte, die die Entwicklung des

Kindes stören könnten oder gar die Einnahme von Medikamenten erfordern würden, die ja über den Uterus an das Kind weitergegeben werden würden.

Die Geburt ist eine blutige Angelegenheit. Wer hier ein 1 A - Blutbild mitbringt, hat einen echten Vorteil. Und dass das Blutbild bei regelmäßigem Genuss von Kokoswasser ausgeglichener ist, ist nachvollziehbar, zumal die positive Wirkung auf Blut und Kreislauf bereits wissenschaftlich belegt werden konnte.

Stillen tut Mutter und Kind gut. Es schafft Nähe und versorgt den Säugling mit lebenswichtigen Nährstoffen. Dass diese reichlich in der Muttermilch vorhanden sind, kann Kokoswasser ebenfalls bewirken. Auf den pazifischen Inseln wird Kokosgelee den Kindern als erste Nahrung gegeben, wenn die Mutter das Kind abstillen musste.

Mit Kokoswasser entgiften

Nachdem schon so viele positive Wirkungen angesprochen wurden, kommt jetzt der absolute Grund, warum Kokoswasser auf den Speiseplan gehört. Die Entgiftung! Das klingt jetzt ein bisschen wie: Drei grüne Gurken essen und viel Wasserlassen, ist aber im Fall von Kokoswasser eindeutig mehr. Denn Kokoswasser kann Schwermetalle wie Amalgam und Quecksilber aus dem Körper ausleiten. Und wer ohne Zahnfüllung ist, mag dies belächeln. Personen jenseits der 40, die mit Amalgamfüllungen die nach Erneuerung schreien herumlaufen, wissen diese Information mit Sicherheit zu schätzen.

Selen bindet Schwermetalle und sorgt dafür, dass diese aus dem Körper ausgeschieden werden können. Schwefelhaltige Aminosäuren fördern die Ausleitung von Schwermetallen. Beides ist in Kokoswasser enthalten. Somit werden die negativen Wirkungen von Quecksilber und Amalgam für den Körper enorm verringert. Ein Zahnarzt in Freiburg (Dr. Friedrich) hat deutlich positive Wirkungen von Kokoswasser in diesem Zusammenhang dokumentiert und publiziert. Er vertritt die Ansicht, dass es den Patienten leichter falle, die lange Zeit der Ausleitung mit Kokoswasser durchzuhalten, als wenn es gelte, regelmäßig Medikamente nehmen zu müssen.

Doch nicht nur im Hinblick auf Schwermetalle ist Kokoswasser gut für die Entgiftung. Auch Personen die regelmäßig Heilfasten, tun dies um den Körper zu entgiften. Kokoswasser liefert hier fast Kalorienfrei hochwichtige Nährstoffe und Elektrolyte, was wichtig ist, weil Fasten ja immer auch mit erhöhter Ausscheidung von Flüssigkeit einhergeht. Außerdem liefern die Inhaltsstoffe Energie und erleichtern das Durchhalten beim Fasten und steigern das Wohlbefinden.

Bluthochdruck

Eine klinische Studie hat die Daten von 33 klinischen Studien in einer Meta-Analyse zusammengeführt und ausgewertet. In allen 33 Studien ging es um die Wirkungen des Stoffes Kalium auf die systolischen und diastolischen Werte des Blutdrucks. Das Ergebnis der Analyse zeigte, dass sich eine negative Wirkung von Kalium immer dann verstärkte, wenn die Probanden neben Kalium auch Natrium in erhöhter Dosis zu sich nahmen. Daher sprachen sich die Forscher dafür aus, die Kaliumzufuhr zu erhöhen, wenn Personen viel Natrium zu sich nehmen (z.B. salzige Kost etc.), um die Erhöhung des Blutdrucks in kritische Werte zu verhindern.

Eine kanadische Arbeitsgruppe stellte sich die Aufgabe, Richtlinien für Kaliumgaben bei Bluthochdruck zu verfassen. Hier kristallisierte sich die Empfehlung auf Kaliumgaben bei Bluthochdruck zu verzichten heraus. Der Kaliumbezug aus der Nahrung sollte hier als ausreichend angesehen werden. Die Studien die bei diesem Projekt ausgewertet wurden, bezogen sich auf den Zeitraum zwischen 1966 und 1996 und hatten Themenschwerpunkte wie: Bluthochdruck, Kalium und andere Ionen.

Allerdings wurden in diesen Richtlinien auch Ausnahmen definiert. So sollten Personen mit Bluthochdruck, die gleichzeitig entwässernde Medikamente verabreicht bekommen und dadurch zu einem niederen Kaliumspiegel neigen, durchaus Kaliumgaben erhalten, um den Blutdruck zu senken.

Allgemeine Zustimmung hat sicher das letztere Ergebnis. Zum Einen ist es möglich, sich über eine ausgewogene Kost ausreichend mit Kalium zu versorgen, zum anderen spielt neben der Kaliumzufuhr auch die Aufnahme von Natrium eine erhebliche Rolle. Und hier ist Kochsalz das Stichwort. Namhafte Organisationen wie die Deutsche Hypertonie Gesellschaft, Deutsche Hochdruckliga e.V. und das Canadian Hypertension Education Program sind sich dahingehend einig, dass die Senkung der Natriumzufuhr in jedem Fall der Gabe von Kalium vorzuziehen ist.

Studien

Momentan laufen Studien zu verschiedenen Schwerpunkten, die hier mit ihren aktuellen Zwischenergebnissen vorgestellt werden sollen. In den meisten dieser Studien richtet sich der Fokus auf die Wirkung von Kalium - einem der Hauptbestandteile von Kokoswasser.

Zusammenfassend kann gesagt werden, dass die bisher vorliegenden Studien nicht ausreichen, um sich für oder gegen eine Kaliumgabe auszusprechen. Offizielle Empfehlungen gehen da vorsichtigerweise eher den

Weg, keine Gaben zu empfehlen, sondern auf den Kaliumgehalt in der Nahrung zu achten. Kokoswasser drängt sich hier förmlich auf natürlich nur im positiven Sinne.

5 Rezept: Melonen-Kokoswasser-Drink

(1-2 Portionen)

Zutaten:

- 1/2 Wassermelone

- 2 Limetten

- 200 ml Kokoswasser (kalt)

- Optional: 1 Teelöffel (Bio)Honig

Zubereitung:

Die Wassermelone in kleine Stücke schneiden und die Limetten auspressen. Die Melonenstücke zusammen mit dem Kokoswasser in den Mixer geben und anschließend mit Limettensaft und Honig abschmecken.

Schlaganfall

In Amerika wurde mit fast 10000 Probanden eine Studie durchgeführt, die das Ergebnis hervorbrachte, das sich das Schlaganfallrisiko erheblich erhöht, wenn die Personen sich kaliumarm ernähren. Es handelt sich zwar um eine epidemiologische Studie und nicht um eine klinische Studie, jedoch kann das Ergebnis durchaus anerkannt werden, zumal eine große Personengruppe getestet wurde.

Eine andere, ebenfalls epidemiologische Studie in Amerika erbrachte das Ergebnis, dass das Risiko einen Schlaganfall zu erleiden, wenn bewusst auf Kalium verzichtet wird, vor allem Personen betrifft, die ohnehin schon an Bluthochdruck erleiden oder die farbig waren. Beides bezog sich lediglich auf Männer.

Die Einnahme von harntreibenden Mitteln begünstigt ebenfalls das Auftreten von Schlaganfällen. Das wurde an 5600 Personen beider Geschlechter ab 65 getestet. Die Beobachtung der Probanden erstreckte sich auf 4 bis 8 Jahre und zeigte deutlich, dass ein niederer Kaliumspiegel durch erhöhte Ausscheidung von Harn das Schlaganfallrisiko ansteigen lässt, dass aber auch Personen die keine solchen Medikamente nehmen, aber wenig Kaliumreiche Nahrung zu sich nehmen, ebenso betroffen sind.

In diesem Zusammenhang empfiehlt die kanadische Arbeitsgruppe einen Kaliumtagesbedarf von 2,3 g, welcher aber über die Ernährung gedeckt werden soll.

Lunge

Wie sich der Kaliumgehalt auf die Lungenfunktion auswirkt wurde in einer epidemiologischen Studie an Schulkindern getestet. Dabei wurden 2566 Schüler zwischen 11 und 19 Jahren beobachtet. Mädchen wiesen bei niedriger Kaliumaufnahme eine schlechtere Lungenfunktion auf.

Nachwort

Was soll man sagen, wenn man sich diese Informationen einverleibt hat?

Nichts wie ab in den Bioladen und einen Vorrat an Kokoswasser angelegt. So gesund und mit unseren Rezepttipps ist für jeden etwas dabei, was ihm schmeckt. Prinzipiell kann Kokoswasser mit jedem anderen Getränk kombiniert werden, im Notfall sogar mit Alkohol.

Kokoswasser ist keine Modeerscheinung, sondern ein Apothekenersatz. Wie viel Geld lassen Sie im Jahr in der Apotheke oder Drogerie für Nahrungsergänzungsmittel, Erkältungsmedizin und Antifaltencreme? Rechnen Sie das doch einmal gegen einen Jahresverbrauch von Kokoswasser auf! Regulieren Sie kleinere körperliche Beschwerden auf natürlichem Wege.

Warum mit Kanonen auf Spatzen schießen, wenn regelmäßiger Genuss von Kokoswasser diese Probleme sanft und lecker beseitigen können?

Wer seinem Körper etwas Gutes tun will, jünger aussehen und vitaler leben möchte, der gönnt diesem gesunden Getränk zumindest eine Testzeit.

Lassen Sie es sich schmecken!

Ich wünsche Ihnen alles Gute und vor allem viel Gesundheit…

Ihr
Michael Iatroudakis

Bezugsquelle

www.indi-coco.de

www.kulau.de

www.ebay.de

www.asiafoodland.de

Weitere Bezugsquellen vor Ort: DM, Rossmann oder Reformhaus

Buch-Tipp:

Wer tiefer in die Materie einsteigen möchte, dem sei das Buch von Bruce Fife: Kokoswasser: Lebendiges Wasser aus den Tropen" wärmstens zu empfehlen.

Quellen:

http://www.kokos-seite.de

http://www.onmeda.de

http://www.kokosnussblog.de/kokoswasser-das-besondere-wasser

http://www.bernd-leitenberger.de/mineralstoffe.shtml

http://www.naehrwertrechner.de/naehrwerte-details/H151011/Kokoswasser/

Literatur:

Kokoswasser - Bruce Fife

Über den Autor

Lizensierter Fitness-Trainer, Fitness-Lehrer, zertifizierter "MovNat" Trainer, Ausbildung zum Heilpraktiker, Autor, Solopreneur, Digitaler Nomade und Lebenskünstler... ;-)

Bereits erschienen (Bücher / eBooks):

Die Matrix-Diät:„Abnehmen m. Körper, Geist & Seele"

Der Smoothie-Guide:...ein unterhaltsamer Ratgeber

Xylit:„Das süße Wundermittel"

Der Paleo-Lifestyle: Steinzeitfitness im 21. Jahrhundert

Der Matcha Tee: Das grüne Wunder aus Japan

Das Kokosöl: Das Geheimnis äußerer Schönheit, stabiler Gesundheit und grenzenloser Energie

Die Steinzeit-Diät: In 28 Tagen zum Wohlfühlgewicht

Die Smoothie-Diät: Gesund und lecker abnehmen mit selbstgemachten Smoothies

Kolloidales Silber: Das natürliche Antibiotikum für Mensch, Tier und Pflanze

Moringa Baum: Mehr Gesundheit, mehr Energie und jünger aussehen mit dem Wunderbaum

Die Zistrose: Das Wunderkind unter den Heilpflanzen

Omega 3: Die wiederentdeckte Fettsäure gegen Herz-Kreislauferkrankungen…

4 SuperFoods: Matcha-Tee, Kokosöl, Moringa-Baum, Zistrose (Sammelband 1)

Vitamin D: Das Superhormon gegen Herz-Kreislauferkrankungen, Krebs, Depressionen, Grippe und mehr…

Projekt Diät: Artgerecht zum Wohlfühlgewicht / Sammeband

Wasser: Das Lebenselixier für Gesundheit, Vitalität und Wohlbefinden

Vitamin K: Das vergessene Vitamin

Der Vitamin D & K Faktor: Der Rundumschutz für chronische Erkrankungen

4 Super-Foods: Vitamin D, Wasser, Gerstengrassaft, Omega 3 (Sammelband 2)

Die Steinzeiternährung / Paleo 30: Das 30 Tage Programm für Anfänger

Krafttraining: Kraft ist die bessere Medizin / Krafttraining für Anfänger

Die Löffel-Liste: Dinge die Sie tun sollten bevor Sie ablöffeln

Therapie Sport: Die unterschätzte Heilkraft der Bewegung

Smoothie Guide Kompakt: Wie Eltern es schaffen, dass ihre Kinder Obst und Gemüse essen

Intermittierendes Fasten: Mehr Energie, mehr Gesundheit durch Kurzeit-Fasten

Der Detox-Plan: Gesundheit, Lebensenergie und jünger aussehen durch natürliche Entgiftung

Super Detox: Mehr Lebensenergie durch Fasten und Entgiftung (Sammelband)

Zucker: Die (süße) tödliche Verführung [Fettleibigkeit, ADHS, Herz-Kreislauferkrankungen...

Kokoswasser: Das Natürliche Elixier des Lebens (Anti-Aging, Entgiftung, Sport, Kokosnuss…

Die Kokosnuss: Die Wunderfrucht aus den Tropen (Sammleband)

10 Superfoods: Powerfoods für mehr Gesundheit, mehr Lebensenergie und natürliches Anti-Aging

Kakao: Die wundersame Heilkraft der Kakaobohne

Kokosöl: Das Wunder-Öl in der täglichen Praxis …über 17 Anwendungsmöglichkeiten

10 Superfoods 2: Powerfoods für mehr Gesundheit, mehr Lebensenergie und natürliches Anti-Aging

10 Superfoods 3: Powerfoods für mehr Gesundheit, mehr Lebensenergie und natürliches Anti-Aging

Chia-Samen: Wundersamen für mehr Gesundheit und Lebensenergie

Paleo 30: Mehr Wissen - mehr Erfolg

Barfuß-Fitness: Wie unsere Füße unsere Gesundheit beeinflussen

Glutathion: Das Entgiftungs- und Anti-Aging Wunder

Die Kaizen-Diät: Mit kleinen Schritten zum Wohlfühlgewicht

Paleo Fast-Food: 33 Rezepte aus der Steinzeitküche

Weitere Neuerscheinungen siehe unter:

www.my-kindle-ebooks.de

Homepage:

www.smoothie-guide.de

www.der-paleo-lifestyle.de

www.steinzeit-paleo-diaet.de

Ich gebe Ihnen eine Garantie

Mir ist es sehr wichtig, dass Sie aus diesem Buch den größtmöglichen Nutzen ziehen. Sollten Sie dennoch enttäuscht sein und Sie keinerlei Nutzen verzeichnen könnten, dann schreiben Sie mir eine E-Mail und ich erstatte Ihnen ohne Wenn und Aber den Kaufpreis zurück.

In dieser Hinsicht vertraue ich Ihnen als ehrlichem Menschen.

Bitte um ein Feedback

Eine persönliche Bitte:

- Sollte irgendetwas in diesem Buch nicht stimmen.

- Sollte eine Behauptung nicht richtig sein.

- Haben Sie einen Abschnitt/oder ein Kapitel nicht verstanden?

- Haben Sie sich über einen Satz/einen Abschnitt aufgeregt?

- Habe ich irgendwo undeutliche Formulierungen benutzt?

Und ergänzend alles andere…

Dann nehmen Sie mit mir Kontakt auf:

info@my-kindle-ebooks.de

Dieser Weg ist mir lieber, als wenn der Leser dieses Buch mit negativen Gefühlen beschließt.

Berichten Sie mir Ihre persönlichen Erfahrungen mit Kokoswasser, ich würde mich über Ihr Feedback freuen…

Rechtliches

Der Autor übernimmt keine juristische Verantwortung und keinerlei Haftung für Schäden, die aus der Benutzung dieses E-Books / Buch entstehen. Außerdem ist der Autor nicht verpflichtet, Folge- oder mittelbare Schäden zu ersetzen. Gewerbliche Kennzeichen- und Schutzrechte bleiben von diesem Titel unberührt.

Das Werk ist einschließlich aller Teile urheberrechtlich geschützt. Das vorliegende Werk dient nur dem privaten Gebrauch. Alle Rechte, auch die der Übersetzung, des Nachdrucks und der Vervielfältigung dieses Titels oder von Teilen daraus, verbleiben beim Autor.

Ohne die schriftliche Einwilligung des Autors darf kein Teil dieses Dokumentes in irgendeiner Form oder auf irgendeine elektronische oder mechanische Weise für irgendeinen Zweck vervielfältigt werden.

Haftungsausschluss/Disclaimer

Der Besuch unserer Seiten kann nicht den Arzt ersetzen. Suchen Sie bei unklaren oder heftigen Beschwerden unbedingt einen Arzt auf! Die Informationen auf unseren Seiten sind vom Autor und Verlag sorgfältig recherchiert und zusammengestellt worden.

Dennoch kann keine Garantie übernommen werden. Die hier dargestellten Informationen dienen nicht Diagnosezwecken oder als Therapieempfehlung. Eine Haftung des Autors und Verlages für Personen-, Sach- und Vermögensschäden durch die Gesundheitstipps und Rezepte auf unseren Seiten wird ausgeschlossen.

Herausgeber:

Michael Iatroudakis
Drewitzer Str. 1
14478 Potsdam
Tel.: Auf Anfrage

Email: info@my-kindle-ebooks.de